AF312782

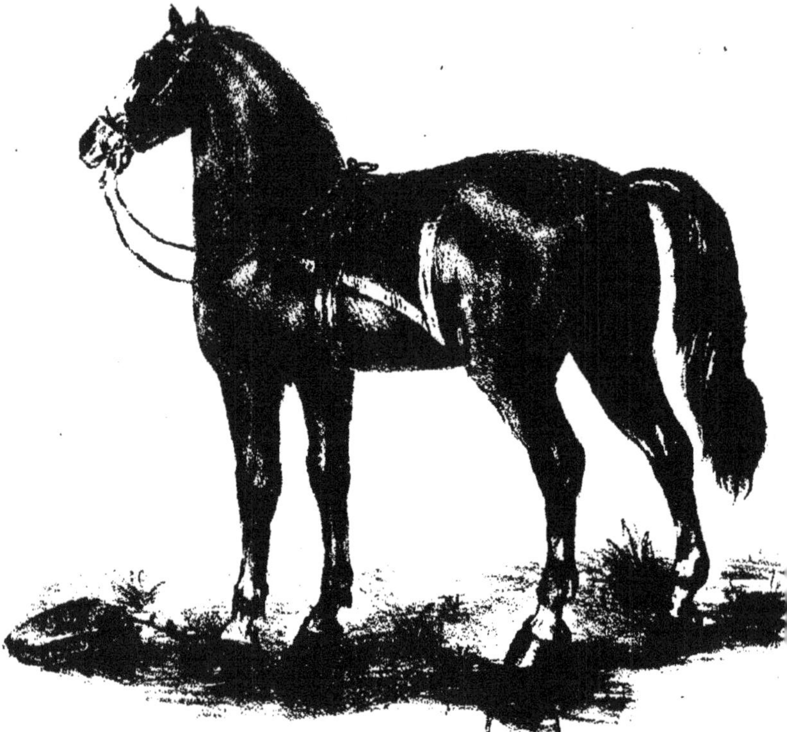

Lith. de Monnoyer.

DES AVANTAGES

D'UN

NOUVEAU TRAITEMENT,

APPLIQUÉ

AUX CATARRHES AIGUS ET CHRONIQUES,

AINSI QU'A LA GOURME

DES JEUNES CHEVAUX,

SUIVI DE QUELQUES RÉFLEXIONS SUR LA FALSIFICATION DES MÉDICAMENS LES PLUS USITÉS DANS CES MALADIES,

Par J.-C. Fleury, Pharmacien,

MEMBRE DU COLLÉGE DE PHARMACIE DE PARIS.

Cura ut valeas.

Prix, 1 fr.

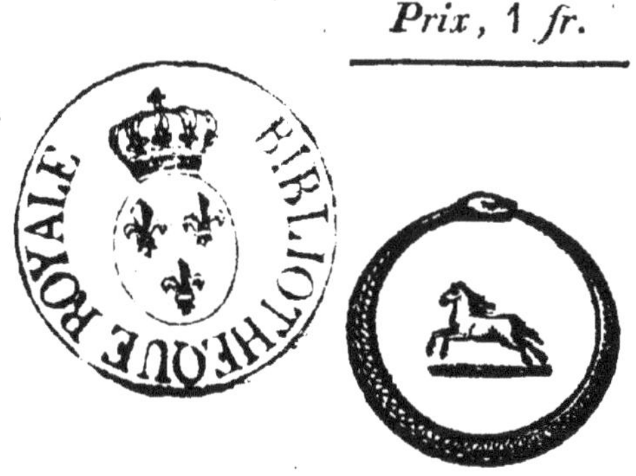

PARIS,

AU DÉPÔT DE L'AUTEUR, RUE DES LOMBARDS, N.º 10.

CHEZ LÉCLUSE, LIB., BOULEVARD MONTMARTRE, N.º 3.

1829.

DES AVANTAGES

D'UN

NOUVEAU TRAITEMENT,

APPLIQUÉ

AUX CATARRHES AIGUS ET CHRONIQUES,

AINSI QU'A LA GOURME

DES JEUNES CHEVAUX.

Depuis longtems la pharmacie n'est plus un art mécanique, entre les mains des hommes qui la professent; elle est aujourd'hui une science qui a ses principes. L'exercice manuel des opérations pharmaceutiques, est soumis à des règles constantes et invariables, dont le pharmacien ne peut s'écarter, sans s'exposer à manquer le but qu'il veut atteindre. Ces règles sont basées sur les principes de la science elle-même; et le moindre écart, la plus légère omission des préceptes qu'elle enseigne, change incontestablement la nature du résultat que l'on veut obtenir. Pendant très longtems on a fait une distinction entre la pharmacie et la chimie; mais nos connaissances actuelles ne permettent plus cette ligne de démarcation, qui a retardé et retarderait encore les progrès de l'art pharmaceutique. Il n'est pas un seul médecin qui ne soit pénétré de cette vérité, que la plus simple opération de pharmacie, donne pour produit un corps dont la nature et les propriétés diffèrent essentiellement de ceux qui ont servi à sa composition, comme il n'existe pas aussi un seul mélange, de deux, plusieurs corps, dans lequel il n'y ait, tôt ou tard, changement de propriétés physiques, chimiques ou médicales, dans l'un ou l'autre des corps réunis. Combien est-il donc important pour ceux qui s'occupent de l'art de guérir, de soumettre les préparations qu'ils emploient à des pharmaciens instruits, qui s'occupent spécialement de cette partie de la médecine. Leurs communications réciproques, espèce d'enseignement mutuel, apporterait, à n'en pas douter, cette amélioration, si ardemment désirée, dans la confection et l'application des médicamens, et contribuerait, en particulier, à élever la pharmacie vétérinaire au niveau des connaissances pharmacologiques de notre époque, en la privant à jamais de ces formules insignifiantes qui traînent les maladies en longueur, permettent souvent au mal de s'étendre et de faire des ravages, dont il devient ensuite impossible d'arrêter les progrès. Si j'ai entrepris la composition d'un médicament, applicable aux maladies qui affectent le plus souvent les animaux domestiques, et en particulier le cheval, je n'ai fait qu'obéir aux demandes réitérées de plusieurs vétérinaires éclairés, qui, reconnaissant l'inefficacité des préparations qu'ils employaient, due à leurs falsifications ou à leurs mauvaises qualités, m'ont prié de leur préparer un médicament, susceptible de se conserver longtems sans s'altérer, et renfermant les propriétés exigibles pour la guérison de certaines maladies. Ils ont eu la complaisance d'examiner avec la plus scrupuleuse attention, l'effet du médicament que je leur ai soumis, et je dois avouer avec sincérité, que ce sont leurs savantes observations, et leurs nombreuses expériences, qui m'ont conduit à donner au médicament que j'annonce aujourd'hui, le dégré d'efficacité dont il jouit.

Si la médecine vétérinaire n'a fait que peu de progrès, et si surtout la pharmacie est restée entachée de ces anciennes formules que créa l'imagination de l'homme, pour le soulagement des animaux domestiques confiés à ses soins, c'est, à n'en pas douter, parce que la médecine des animaux demeura trop longtems exercée par des hommes qui n'avaient d'autres connaissances médicales, qu'une routine journalière, que dirigeait une imagination plus ou moins heureuse. Mais aujourd'hui que les vétérinaires, plus éclairés, concourent, à l'envi, au perfectionnement de la science qu'ils professent, j'ose espérer qu'ils accueilleront, avec empressement, le nouveau moyen pharmacologique que je leur propose, et qui a déjà mérité l'assentiment de plusieurs d'entr'eux. D'après les progrès de la chimie, et les heureux résultats que nous fournissent les analyses, on a lieu de s'étonner qu'aujourd'hui encore, on ait recours, dans les affections catarrhales aiguës et chroniques, à l'opiat béchique adoucissant, dont l'usage prolongé et dispendieux, reste ·si souvent sans effet, entre les mains de ceux qui le prescrivent. Cet opiat est, comme on le sait, composé de miel, de poudre de guimauve et de réglisse : quelquefois, pour le rendre incisif, on y ajoute une once d'hydro-sulfure d'antimoine, ou *kermès minéral*. On ne sera plus surpris du peu d'effet que produit un tel médicament, ou de la variété des résultats qui suivent son administration, lorsque j'aurai mis sous les yeux des vétérinaires, ce que fournit à l'analyse chacune des substances qui le composent, et que je leur aurai donné connaissance de la fraude qu'on leur fait trop souvent éprouver, pour le leur livrer à vil prix.

Le miel qu'on emploie pour les chevaux, est toujours très-impur ; il contient le plus ordinairement beaucoup de cire, une quantité plus ou moins considérable d'acide acétique, suivant qu'il est plus ou moins altéré, enfin, beaucoup de couvain, qui le fait passer très-promptement de la fermentation *acide* à la fermentation *putride*.

Quant aux racines de réglisse et de guimauve, réduites en poudres, on sait que leurs propriétés varient, d'abord, suivant l'époque à laquelle elles ont été récoltées, et suivant encore les soins plus ou moins minutieux apportés dans leur dessication. Supposons, pour un moment, toutes les conditions nécessaires aux bonnes qualités de ces diverses substances, exactement remplies, et examinons ce que renferment de médicamenteux, les deux onces de guimauve et de réglisse pulvérisées, ordinairement unies à une livre de miel, dans l'opiat ci-dessus indiqué.

Ces 4 onces de poudres, formant en tout 32 parties, le gros étant pris pour unité, m'ont fourni à l'analyse, la première, c'est-à-dire la guimauve, 6 gros de principe extractif mucilagineux; et, la réglisse, 4 gros d'extrait pur; total 10 parties d'extrait. Reste donc 22 parties de ligneux, que l'on fait prendre inutilement, en admettant encore pour un instant cette supposition ridicule, savoir, que l'estomac de l'animal, a la même puissance active sur ces substances, que les moyens dont nous usons dans nos laboratoires. Si vous ajoutez à cela, que ces poudres sont le plus souvent falsifiées, par le fabricant ou droguiste, qu'en résultera-t-il? un effet ou absolument nul, ou différent de celui que l'on désirait obtenir.

Ce sont ces éclaircissemens et ces preuves, qui

soumises aux vétérinaires avec lesquels je me trouve en rélation , leur ont fait accueillir, avec empressement , le nouveau médicament que j'offre, pour remplacer l'opiat béchique ; et les nombreuses demandes qui m'en sont faites tous les jours, suffisent, je pense, pour préconiser ses éminentes propriétés , et recommander son emploi dans les circonstances que je ferai connaître.

Le peu d'intérêt que l'on porte aux médicamens, déstinés à guérir les maladies des animaux, m'a déterminé, depuis longtems, à chercher l'occasion de faire connaître la mauvaise qualité des préparations, journellement employées et confectionnées en grand, dans le commerce. J'aurais désiré signaler ces abus, et les moyens de reconnaître les substances employées, par les fraudeurs, pour tromper la confiance publique; mais il m'a malheureusement été impossible de trouver des procédés qui répondissent à mes désirs, pour la facilité et la promptitude de l'exécution. Tous ceux que j'ai mis en usage exigeraient des vétérinaires, des connaissances profondes en chimie, et un temps précieux, qui les empêcherait nécessairement d'y avoir recours. C'est pourquoi, je me contenterai de leur faire connaître les fraudes, que mes recherches m'ont mis à même de découvrir, et les substances employées pour falsifier quelques médicamens, afin qu'ils se tiennent en garde, contre les grands avantages qu'on semble leur offrir journellement, en leur présentant des préparations qui ne réunissent, pour toute propriété, que des caractères physiques, auxquels l'œil le plus exercé pourrait être trompé.

L'Onguent Populéum, et *Huile de Laurier* du commerce, par exemple, ne sont souvent autre chose qu'une graisse de très mauvaise qualité, connue sous le nom impropre de *flambard*, à laquelle on ajoute du suif, pour lui donner de la consistance, et que l'on colore ensuite en beau vert avec la clorophylle de la Morelle et, ce qui est bien pis, avec du *vert-de-gris*. Jamais de tels onguens, fabriqués par certains droguistes spéculateurs, n'ont réuni les propriétés nécessaires à leur efficacité, et jamais, par conséquent, ils n'ont pu contribuer à la guérison des maladies, pour lesquelles on les emploie.

Le Nitrate de Potasse, ou *Sel de Nitre*, si fréquemment employé, comme diurétique, est souvènt mélangé avec du Sulfate de Potasse ou *Sel de Duobus* : du moins, celui que j'ai soumis à l'analyse, en contenait environ un tiers.

Le *Crocus* et l'*Antimoine* sont très-souvent mélangés avec des *Scories* à parties égales ; mais cette fraude est assez facile à reconnaître, au premier aspect, car, dans ce cas, la poudre, au lieu d'offrir à l'œil un aspect brillant, est terne, et laisse après les doigts, lorsqu'on la touche, une espèce de crasse, qui ne présente point le brillant métallique.

Les poudres de *Guimauve* et de *Réglisse* ne sont pas plus exemptes de falsification. La première, est ordinairement mélangée avec des farines de mauvaise qualité ; et la seconde, avec des fèves pulvérisées, dans des proportions différentes, suivant le prix auquel on désire les établir.

Le *Kermès minéral*, médicament précieux, pour faciliter l'expectoration, dans les catarrhes bronchiques, est presque toujours falsifié avec du péroxide de fer ou *Colcothar*, d'un prix beaucoup moins élevé, ou de la brique pilée, dans l'espoir d'un plus grand gain; mais cette falsification, qui répugne à un pharmacien délicat, peut se reconnaître aisément, en traitant une partie du kermès soupçonné, par sept parties de solution de potasse caustique bouillante. Lorsque le kermès n'est pas alteré, par l'une ou l'autre des substances ci-dessus désignées, la solution est complette ; dans le cas contraire, il reste un residu coloré, dont la couleur varie, suivant la substance employée. C'est alors qu'il faut avoir recours à des moyens particuliers, que je crois inutile de rapporter ici, pour prononcer sur la nature du précipité. Enfin, il n'est pas jusqu'à l'*Onguent Egyptiac*, qui ne soit fort souvent altéré par ce *Colcothar*, que l'on substitue, en partie, à l'acétate de cuivre, pour le livrer à meilleur marché. Tels sont les médicamens les plus généralement dénaturés, probablement parce qu'ils sont plus généralement employés.

Les nombreux abus qui existent, dans la préparation des médicamens destinés aux animaux, abus auxquels on ne peut remédier qu'avec beaucoup de peine, parce que l'intérêt pécuniaire est le mobile d'un grand nombre d'habitans de la campagne, que le bon marché séduit toujours ; ces abus, dis-je, m'ont déterminé à faire connaître, à MM. les vétérinaires, les avantages qu'ils pourront retirer de l'emploi du sirop Béchique adoucissant, que je soumets à leurs expériences.

Ce médicament, que je leur offre aujourd'hui comme le fruit de mon travail, est composé de substances végétales tant exotiques qu'indigènes, qui le rendent pectoral et incisif; du suc de diverses plantes, qui lui donnent une propriété rafraichissante , et de miel clarifié; le tout dans des proportions convenables, pour que la valeur d'un verre ordinaire, ou d'un huitième de litre, corresponde à huit onces de miel et à deux onces de poudre de guimauve et de réglisse.

Ce sirop est le meilleur béchique que l'on puisse recommander. Il est calmant et incisif, et convient particulièrement dans les catarrhes aigus et chroniques, la pousse et la gourme difficile. Il se donne à la dose d'un verre ordinaire, dans une demie bouteille d'eau tiède, le matin à jeun, pendant cinq jours consécutifs. Observons cependant, qu'il est bon, quelquefois, de faire précéder d'une saignée l'emploi de ce sirop.

Puisse ce fruit de mon travail arriver promptement à la connaissance des personnes éclairées, capables d'apprécier des choses utiles, et triompher de cette routine retardataire : je croirai alors avoir atteint le but que je me suis proposé.

RÉFLEXIONS SUR LA MORVE.

Lorsqu'un grand nombre d'observateurs, recherchent la cause de la morve, dans certaines dispositions héréditaires, et dans les catarrhes mal soignés ou négligés, d'où paraît véritablement provenir la phthisie tuberculeuse ; d'autres la rapportent à des travaux forcés, à la mauvaise tenue des écuries, trop souvent construites dans des endroits humides et peu aérés, relativement à l'influence des saisons, aux transitions variées de température, et au passage du chaud au froid.

L'art d'observer et d'expérimenter dans les sciences, devient souvent une source d'erreurs, soit par la manière de procéder à la recherche de la vérité, soit par l'influence des sytêmes dominans. La maladie qui fait le sujet de ces reflexions, toujours effrayante, pour la plupart des propriétaires de chevaux qui s'en trouvent atteints, a été le sujet de plusieurs mémoires et monographies, qui n'ont fait souvent qu'obscurcir les idées, que doivent donner de la morve, les causes qui l'occasionnent, et les lésions pathologiques qui en résultent. Il me semble d'autant plus intéressant d'éclairer le public sur la nature de cette maladie, que quelques personnes partagent encore cette doctrine de la contagion, réproduite depuis Aristote, jusqu'au dix-neuvième siècle, et dont le résultat est toujours de priver l'agriculture et le commerce, d'animaux qui, quoique malades, peuvent continuer la plupart des travaux auxquels ils sont destinés.

Ces réflexions ayant pour objet d'offrir des preuves à l'incrédulité, je citerai celles qui paraissent les plus authentiques, toujours en opposant une expérience positive à des conjectures, à des recherches vagues, faites par des hommes que les préjugés ont éloignés de la route de l'observation. C'est en regardant cette maladie comme éminemment contagieuse, et rebelle à toutes les ressources médicales qu'ils l'ont, en quelque, sorte abandonnée au charlatanisme, sans cherche des moyens puor la prevenir, ou l'arrêter dans sa source. Ces essais glorieux étaient réservés aux Camper, Flandrin, Godine, Chabert, Dupuy, et quelques autres, peut-être éclairés par la pratique adroite du baron de Sind, qui ont eu la certitude, pour résultat de leurs expériences. Les citations suivantes suffiront, sans doute, pour désabuser les détracteurs du caractère non contagieux de la morve. Ils conviennent que, relativement à cette maladie, on a donné dans deux extrêmes. La crainte, disent-ils, de la contagion, faisait prendre autrefois des précautions et des mesures destructives, qui étaient peut-être pires que le mal même, par les dépenses considérables qu'elles entraînaient. Dans un corps de cavalerie, par exemple, on tuait tous les chevaux où il y en avait de morveux, du moment où on remarquait, chez l'un d'eux, un écoulement par les naseaux, sans chercher à connaître la nature du mucus; on brulait tous les équipages, les auges, les rateliers, les ustensiles d'écuries, etc. Quelques partisans de la contagion rapportent que, dans une écurie où il se trouve plusieurs chevaux, il est rare, si la morve se déclare chez l'un d'eux, qu'elle borne ses ravages au premier : ils assurent l'avoir vu reparaître, plusieurs fois de suite, à la distance d'un mois environ, et se jouer, pour ainsi dire, de tous les préservatifs mis en usage, tels que fumigations de *Guiton Morveau,* lotions de *Chlorure de Sodium,* etc. D'autres prétendent que cette maladie n'est contagieuse que dans son début ; que lorsqu'on la reconnaît, il est souvent trop tard pour arrêter ses progrès ; qu'il serait facile d'éviter ce fléau, en établissant, dans les. écuries, des séparations qui empêchent les chevaux de se communiquer ; enfin que l'expérience leur a demontré, qu'au bout de deux mois, ce virus n'avait rien de contagieux, et qu'on pouvait sans crainte l'inoculer sur la membrane nasale. Je regrette que les vétérinaires qui ont fait ces observations, n'aient pas accompagné leurs rapports d'expériences positives. Ils pretendent que la morve, passée à l'état chronique, n'est nullement contagieuse ; s'il en est ainsi, comme je le pense, pourquoi abattre les chevaux morveux, et ne pas les conserver dans des écuries particulières ; ces chevaux pourraient, en continuant leurs travaux. journaliers, avec la précaution d'éviter, par prudence, toute communication avec les autres, être, par suite, d'une très-grande utilité. J'engage Messieurs les vétérinaires à répéter ces expériences qui, si elles étaient reconnues certaines, rendraient un grand service au commerce, à l'agriculture et à l'armée : voici des exemples qui, bien qu'ils prouvent la non contagion de la morve, n'en permettent pas moins d'admettre les opinions ci-dessus rapportées. Le Grand Frédéric, qui lassé de faire abattre les chevaux morveux, voyant qu'ils pouvaient travailler comme les autres, et en ayant besoin pour la guerre, avait formé un corps où étaient envoyés tous les chevaux à tuer, et dans lequel un assez grand nombre a guéri. Le général Kociusko qui, averti que 500 chevaux d'un de ses régimens étaient frappés de la morve, et qu'il était urgent de les sacrifier pour préserver les autres, l'armée étant alors dans une sorte de détresse; répondit avec raison : si les Polonais sont vainqueurs, ils pourront facilement reparer cette perte, et s'ils sont vaincus, que leur importe de laisser des animaux malades à leur ennemi? Cette campagne ne fut pas décisive, et ce général vit, avec étonnement, que la maladie s'était bornée aux seuls chevaux alors affectés, quoique vivant toujours pêle-mêle. Je pourrais rapporter ici beaucoup d'exemples semblables que je crois superflus.

Examinons plutôt d'où peut naître la morve, et essayons de donner quelques moyens de la prévenir. Elle peut naître et naît en effet spontanément; elle accompagne ou elle suit plusieurs maladies, et surtout les affections catarrhales et cutanées; elle se développe avec quelques autres; en général, on la voit paraître, dans les jeunes chevaux, à la suite de la gourme, et encore plus à la suite de ces maladies, connues sous les noms de fraicheurs, de refroidissemens, de courbatures, qui sont de véritables catarrhes, quelquefois inflammatoires, de peu de durée ; mais qui prennent souvent un caractère chronique, et qui sont toujours accompagnés de flux par les nazeaux, lorsqu'ils affectent le système pituitaire.

Les variations, les intempéries des saisons, les vents froids et humides, le repos après les courses, lorsque les animaux restent exposés à quelques courans d'air, à la pluie, etc. donnent lieu aux arrêts de transpiration, et sont les principales causes des affections catarrhales et de la morve spontanée. Il est encore d'autres précautions qu'on ne saurait trop recommander : aérer avec soin les écuries, de l'Est à l'Ouest ; en éloigner les fumiers et tout ce qui tend à entretenir des émanations malfaisantes ; exactitude dans le pansement de la main ; essuyer et couvrir les animaux en sueur ; sont des conseils salutaires dont les bons effets sont certains.

P. S. Toutes les demandes de la Province et de l'Étranger doivent être adressées, affranchies, au Laboratoire, à Longjumeau, Banlieue de Paris. Le prix de Chaque Bouteille est de 5 fr. ; une suffit ordinairement par cheval, pour les Catarrhes ordinaires.

CATALOGUE

Des Produits

PHARMACEUTIQUES ET CHIMIQUES,

NÉCESSAIRES

A LA MÉDECINE VÉTÉRINAIRE,

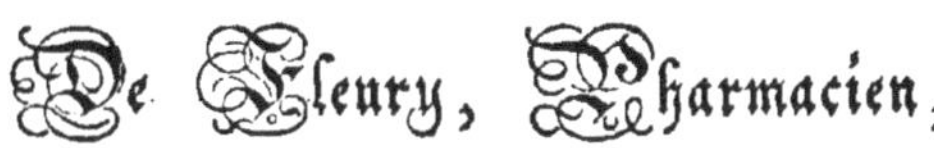

De Fleury, Pharmacien,

FABRICANT, A LONGJUMEAU,

BANLIEUE DE PARIS.

A

	1/2 kil.	
Ammoniaque liquide...............	1	50
Acide sulfurique..................	»	30
Alcool, *le litre*...................	2	»
Alun calciné.....................	1	50
Antimoine, *divisé par once*.........	»	80
Antimoine diaphorétique...........	4	»
Aloës succotrin..................	1	60

B

Beurre d'antimoine................	8	»
Baies de genièvre en poudre........	»	60
Baume d'arcéus...................	2	»

172 kil.

———— Fioraventi. 3 50
———— tranquille. 2 50

C

Camphre. . . . . 5 »
Cantharides en poudre. . . . . 8 »
Crême de tartre en poudre. 1 60
    Id.   soluble. 2 50
Cristal minéral. 1 50
Crocus pulvérisé, *divisé par once.* . . . . . . » 80
Cumin pulvérisé. 1 60
Couperose blanche pulvérisée. 1 20
    Id.   bleue. . . . . » 80
    Id.   verte, pulvérisée. . . . . » 50
Carbonate d'ammoniaque. 4 50
    Id.   de potasse. . . . . » 80
    Id.   de soude. . . . . » 50
Charbon animal lavé. . . . . » 80
Camomille. . . . . 2 »
Chlore. . . . . 1 »
Chlorure de calcium. 3 75
    Id.   de chaux. . . . . 1 »
    Id.   de potassium. . . . . 7 »
    Id.   de sodium. . . . . 3 »
    Id.   de sodium liquide, la bouteille. . 1 50

E

Emétique. . . . . 3 »
Ethiops martial. . . . . 2 »
Ether acétique. . . . . 8 »

1/2 kil.

Éther sulfurique. . . . . 3 et 4

Extrait de saturne. 1   »

Eau vulnéraire , la bouteille. 2   »

Esprit de savon , *idem.* 3   »

Eau-de-vie camphrée , *idem.* 1   50

Esprit de vin camphré. 2   50

Essence de térébenthine. . . . . »   50

Électuaire lénitif. 2   50

    Id.   catholicum. 2   50

    Id.   diascordium. 2   50

F

Farine de lin. . . . . »   30

    Id.   moutarde. . . . . »   80

Fénugrec pulvérisé. . . . . »   80

Fleur de soufre. . . . . »   40

Foie de soufre. 1   »

G

Gomme arabique pulvérisée. 2   50

Goudron. . . . . »   50

Gentiane pulvérisée. . . . . »   80

H

Huile d'amandes douces. 1   80

——— d'aspic. 2   50

——— de cade. 1   »

——— de pétrole blanche. 3   »

——— *idem*   noire. 2   »

——— empyreumatique. . . . . »   75

	1/2 kil.
Hydriotate de potasse l'once.	2 5o

I

| Iode l'once. . . . . | 2 5o |

K

| Kermès , de. . . . . | 3 à 12 |

L

| Litharge pulvérisée. . . . . | 1 » |

M

Magnésie.	4 »
Manganèse peroxide.	» 6o
Miel.	» 5o
Mercure sublimé. . . . . -	4 5o
Mercure doux.	5 »
Id. précipité rouge.	5 5o
Id. précipité blanc.	7 5o
Muscades.	8 5o

N

| Noix de galles pulvérisées. . . . . | 2 » |
| Nitrate de potasse pulvérisée. . . . . | 1 6o |

O

Opium brut.	26 5o
Onguent althea.	1 5o
—————— basilicum.	1 »
—————— laurier.	1 5o
—————— populeum.	1 5o
—————— ægyptiac.	2 »
—————— mercuriel double.	3 »

1/2 kil.

——— gris.   1   5o
——— stirax.   2   »
——— galle pour les chevaux.   2   »
——— *Id.* pour les moutons.   2   »

P

Pierre infernale.   7   5o
Pierre à cautère.   4   20
Poudre cordiale. . . . .   »   8o
——— guimauve.   1   »
——— réglisse.   1   »
——— diurétique.   2   »
——— tonique.   1   5o
——— kina. . . . .   12 et 8
——— cumin.   1   6o
——— ellébore.   1   »
——— gomme arabique.   2   5o
——— aunée. . . . .   »   8o
——— fenugrec.   1   »
——— genièvre. . . . .   »   8o

R

Résine en poudre. . . . .   »   5o

S

Salpêtre en poudre.   1   6o
Sel ammoniac pulvérisé.   2   »
Sel d'epsum. . . . .   »   3o
Sel de saturne.   1   5o
Sirop béchique, la bouteille.   5   »

	1/2 kil.
Suc de réglisse. . . . . , ...	1 50
Sublimé corrosif.	4 75
Sulfate de fer pulvérisé.	» 50
Sulfate de cuivre pulvérisé.	» 80

T

Tartre rouge.	» 80
Térébenthine , belle.	1 50
Thériaque.	3 et 2
Teinture d'aloès , la bouteille.	3 »
Tuthie préparée.	4 «

V

Vert-de-gris.	1 80
Verre d'antimoine.	2 »
Vitriol bleu pulvérisé.	» 80

AVIS.

Toutes les demandes doivent être adressées, franches , au laboratoire à Longjumeau.

Les personnes qui désireront les articles divisés par paquets , sont priées de le mentionner dans leurs demandes, dont la première devra donner les renseignemens d'usage sur leur solvabilité , et indiquer les maisons de Paris avec lesquelles elles sont en correspondance : il est nécessaire aussi d'indiquer la voie par laquelle on désire que soit faite l'expédition.

Au Mans, de l'Imprimerie de MONNOYER, Imprimeur du ROI.